AF384399

CONTRIBUTION A L'ÉTUDE

DES

GOMMES GANGLIONNAIRES

PAR

LÉON RAMAGE

DOCTEUR EN MÉDECINE DE LA FACULTÉ DE PARIS.

PARIS

A. COTILLON ET Cⁱᵉ, IMPRIMEURS = ÉDITEURS,

Libraires du Conseil d'Etat,

24, RUE SOUFFLOT, 24.

1880

CONTRIBUTION A L'ÉTUDE

DES

GOMMES GANGLIONNAIRES

CONTRIBUTION A L'ÉTUDE

DES

GOMMES GANGLIONNAIRES

PAR

LÉON RAMAGE

DOCTEUR EN MÉDECINE DE LA FACULTÉ DE PARIS.

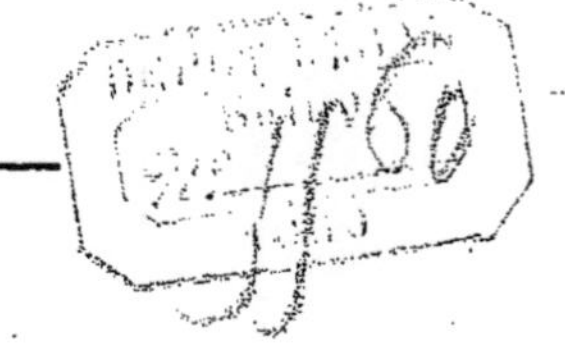

PARIS

A. COTILLON ET Cᵉ, IMPRIMEURS-ÉDITEURS,

Libraires du Conseil d'Etat,

24, RUE SOUFFLOT, 24.

—

1880

DES GOMMES GANGLIONNAIRES.

La dégénérescence gommeuse des ganglions lymphatiques superficiels a été peu étudiée jusqu'ici ou plutôt le nombre des observations qui s'y rapportent est encore fort restreint. M. le professeur Verneuil auquel nous avons demandé quelques conseils, depuis les trois cas qu'il a observés en 1872 et que nous rapportons plus loin, n'en a pas rencontré dans sa pratique hospitalière, Peut-être cette lacune est-elle due à la confusion que l'on faisait autrefois de toutes les adénopaties survenant chez les syphilitiques.

Nul doute que pendant longtemps on a dû confondre la gomme ganglionnaire avec ce qu'on appelait le bubon vénérien constitutionnel.

« Le bubon vénérien constitutionnel, écrit Lagneau (1), dans son article bubon du Dictionnaire en 30 volumes, est celui qui paraît pour ainsi

---

(1) Dictionnaire en 30 volumes, art. Bubon, par Lagneau.

1

dire spontanément, chez une personne qui n'a contracté depuis longtemps aucun accident syphilitique primitif. Il est un signe de vérole confirmée et se manifeste presque indifféremment sous les aisselles, au cou et aux aines, ce qui le fait désigner suivant sa position, sous le nom d'inguinal, cervical ou d'axillaire. Cette espèce de tumeur se manifeste aussi quelquefois peu après l'apparition d'un ulcère vénérien consécutif, c'est-à-dire non provoqué par un coït récent, mais que la seule influence d'une infection ancienne et constitutionnelle a fait naître.

On distingue encore les bubons en inflammatoires et en indolents. Les premiers sont douloureux rouges et marchent vers une prompte terminaison, soit qu'ils tendent à la résolution, ou à la réparation. Les seconds se développent avec lenteur, presque sans douleur, ne présentent aucun changement de couleur à la peau, suppurent rarement et toujours avec difficulté.

Ces derniers attributs sont assez ordinaires aux bubons constitutionnels et décèlent par conséquent, dans le plus grand nombre des cas, une infection ancienne. Les bubons inflammatoires au contraire, annoncent plus communément une maladie vénérienne récente.

Quoi qu'il en soit, il faut arriver jusque vers 1860 pour trouver dans les auteurs les premières tumeurs décrites sous le nom de gommes des gan-

glions ; et encore les descriptions ont-elles trait
aux ganglions lymphatiques viscéraux. Tels sont
les faits de MM. Gosselin (1), Virchow (2), Rollet (3),
Potain (4).

M. Lanceraux, dans son traité de la syphilis
s'exprime en ces termes :

« Swediaur avoue lui-même qu'il n'existait de
son temps, aucune observation authentique de ces
lésions. Aujourd'hui l'adénopathie profonde est
mieux connue que l'adénopathie superficielle
ou sous-cutanée. La raison est qu'on a plus souvent l'occasion d'en faire l'examen nécroscopique.

Les ganglions de l'abdomen, et en particulier
les ganglions prévertébraux et lombaires, les ganglions iliaques et fémoraux sont le plus habituellement atteints. Viennent ensuite les ganglions
bronchiques et des médiastins ; les ganglions mé-
sentériques sont beaucoup plus rarement affectés ;
il en est de même des ganglions des membres (5). »

En 1871, M. le professeur Verneuil (6) publia

---

(1) Gosselin, *Gazette des hôpitaux*.

(2) Virchow, *La syphilis constitutionnelle*, Paris, 1860.

(3) Rollet, *Traité des maladies vénériennes*, t. II, p. 950.

(4) Potain, *Lésion des ganglions viscéraux*. Thèse d'a-
grégation, 1860.

(5) Lanceraux, *Traité de la syphilis*, p. 367.

(6) Verneuil, *Archives de médecine et de chirurgie*,
p. 385, octobre 1867.

une très remarquable observation de gomme ganglionnaire relatée dans la thèse de Dissandes Lavilatte. En 1373, il en publiait dans les *Annales de dermatologie et de syphiligraphie*, trois autres que nous avons empruntées à ce recueil et qu'on trouvera sous les nos III, IV et V de notre travail.

Vers la même époque Roberto Campana de Naples (1) faisait paraître sur cette affection un mémoire intéressant d'où nous avons tiré notre première observation.

Enfin, dans ces derniers temps (avril 1878), M. le docteur P. Gonnet faisait de l'étude des adénographies syphilitiques tertiaires le sujet de sa thèse inaugurale.

Nous ne terminerons pas ce rapide aperçu historique sans parler des leçons de MM. Lanceraux, Cornil et de M. le professeur Fournier, sources auxquelles nous avons largement puisé.

Enfin, nous ajouterons que M. Bazin, dans ses conférences faites à l'hôpital Saint-Louis sur les affections syphilitiques avait déjà signalé cette lésion et attiré sur elle l'attention de ses élèves (Communication orale de M. le docteur Quinquaud).

---

(1) Roberto Campana, Delle linfadenopatie sifilitiche. Giornale italiano delle malattie veneree et della pelle (Anno VI, t. II, p. 94).

OBSERVATION I.

Avant nos observations, nous en placerons deux empruntées à la thèse de M. Paul Gonnet (1), qui sont bien manifestement des gommes ganglionnaires.

La première est traduite de Roberto Campana (2) : « Il s'agit d'une malade âgée de 40 ans, devenue syphilitique vers 1860. Le chancre a passé inaperçu. Les premiers symptômes observés furent des syphilides vulvaires et des engorgements ganglionnaires multiples. Peu de temps après, elle vit tomber ses cheveux et apparaître une éruption cutanée diffuse, en même temps qu'elle souffrait de douleurs ostéocopes.

Elle eut plusieurs grossesses qui arrivèrent à terme, mais tous ses enfants moururent peu de jours après leur naissance.

En 1870, elle présente au-dessous du menton une ulcération qui intéresse toute l'épaisseur de la peau, elle a une forme circulaire, est taillée comme à l'emporte-pièce et présente les dimensions d'une pièce de 1 centime. Les bords en sont

---

(1) Paul Gonnet, *Essai clinique sur l'adénopathie tertiaire syphilitique. (Thèse de Paris 1878.)*

(2) Roberto Campana, Delle linfadenopatie sifilitiche. Giornale italiano delle malatie veneree e della pelle (Anno VI, t. II).

lisses, taillés à pic, ils ne font pas saillie au-dessus des parties environnantes, et sont d'une couleur roussâtre, fauve, de pierre à fusil, décollés à quelques millimètres du fond. Celui-ci est plan, régulier, plus dur que les tissus environnants, recouvert d'un enduit séro-purulent et de petits bourgeons charnus (*gomme cutanée*).

Dans la peau des jambes et des fesses, se voient des cicatrices de la dimension de 1 centime, planes, recouvertes de pigment à la périphérie, blanches au centre.

Les *ganglions cervicaux latéraux* sont considérablement augmentés de volume.

A droite, sur les côtés du sterno-cleïdo-mastoïdien, on trouve deux ganglions de la dimension d'une grosse noix, de forme ovale ; ils sont mobiles, élastiques au toucher et confusément fluctuants.

A gauche, dans les points correspondants, on en trouve un autre de la dimension d'une grosse noix, de forme ovoïde, mobile et fluctuant.

La malade ne ressent aucune douleur et ne présente rien autre à noter.

Le 23 avril, le ganglion gauche très engorgé est incisé ; il en sort un liquide filant, épais, citrin, mêlé à un détritus blanc jaunâtre, mortifié, et la plaie se présente avec des bords décollés et qui s'écartent du fond. Au toucher, on sent une résistance dure.

On applique sur la plaie un pansement simple ;

à l'intérieur, 1 gramme d'iodure de potassium par jour.

Le 25. Du milieu de la plaie il sort une sérosité un peu épaisse ; légère cautérisation au nitrate d'argent.

Le 28. La plaie a diminué, les ganglions sont un peu plus petits et plus durs que les jours passés.

Le 3 mai. La plaie est cicatrisée et présente une surface plane d'une coloration roussâtre qui disparaît incomplétement à la pression. La réduction des autres ganglions continue.

Ceux-ci sont toujours allé diminuant, et la dernière fois que nous avons vu la malade, nous les avons trouvés très petits.

En septembre, les ganglions les plus proches du point primitivement affecté ont subi une phase de ramollissement sans symptômes inflammatoires, ils se sont ouverts à l'intérieur en donnant issue à un liquide séreux, filant, ainsi qu'à une masse mortifiée (1). »

Nous nous trouvons bien évidemment ici en présence d'une gomme ganglionnaire. L'époque à laquelle apparut la tumeur, ses caractères, et la nature du liquide qui s'échappa de l'incision suffisent surabondamment à le prouver.

La seconde observation (Obs. V) de la thèse du docteur Gonnet, a été prise dans le service de

---

(1) Roberto Campana, *loc. cit.*

M. le professeur A. Fournier. Nous la citerons
également en entier.

OBSERVATION II.

*Syphilis constitutionnelle ancienne. Syphilide ulcé-
reuse des lèvres et de la face interne de la joue
gauche. — GOMME des glandes sous-maxillaires
droites et gauches. Engorgement des ganglions
cervicaux latéraux.*

Pet..., 32 ans, couvreur, entre le 9 mars 1878, à
l'hôpital Saint-Louis, salle Saint-Louis, dans le
service de M. le docteur A. Fournier. C'est un
homme d'une bonne constitution, de petite taille,
mais bien développé.

Cet homme n'a jamais été malade avant l'année
1866, jamais il n'a eu d'engorgement ganglionnaire
ni d'ophtalmie dans sa jeunesse.

Ses père et mère jouissaient également d'une
bonne santé, et de ses dix-sept frères ou sœurs,
la plupart vivent encore bien portants et robustes.

Il y a 12 ans, dans le courant de l'année 1866,
il eut un chancre sur la lèvre inférieure, à gauche,
et, en même temps, une blennorrhagie ; le chancre fut presque aussitôt suivi de manifestations
siégeant à l'arrière bouche et au larynx, qui cau-
sèrent dès leur début de l'enrouement et bientôt

une aphonie presque complète. Néanmoins, le malade resta un an environ sans se soigner sérieusement, prenant à tort et à travers les remèdes que lui conseillaient ses camarades et particulièrement des gargarismes variés dont l'usage entraînait le rejet de membranes grisâtres ou déchiquetées.

Pendant près de 10 mois, les manifestations restèrent bornées à la gorge ; jamais d'éruption sur le corps, pas de douleurs ostéocopes ni articulaires, pas de céphalalgie notable ; toutefois le malade se rappelle avoir perdu à cette époque une partie de ses cheveux qui n'ont jamais repoussé complètement. Rien à la verge, ni aux yeux, ni à l'anus.

Dix ou douze mois environ après l'apparition du chancre, et les lésions du larynx et de l'arrière bouche s'étant accentuées, cet homme vit survenir sur tout le corps une éruption croûteuse qui n'a pas laissé de traces, et c'est alors seulement qu'il se décida à entrer à l'hôpital du Midi.

Il fut immédiatement soumis à un traitement mercuriel énergique, consistant surtout en inhalations et en frictions sur les membres inférieurs ; mais 15 jours après son entrée, le malade fut subitement frappé d'une cécité absolue sans avoir jamais souffert de céphalalgie ni avoir présenté de symptômes cérébraux. On continua le traitement du début et, au bout de 4 mois, il recouvra la vue qui fut bientôt ce qu'elle était auparavant. Néanmoins, l'éruption et les accidents de la gorge persistaient, ne paraissant pas se modifier sous l'influence du mercure ; cet état stationnaire dura encore plusieurs mois, au bout desquels l'éruption cutanée finit par disparaître. Mais les accidents du larynx et du pharynx ne s'amendant pas, il se décida à sortir du Midi, après y avoir fait un séjour de 18 mois.

Deux jours après, le malade fut admis à l'hôpital St-Louis, où il fut immédiatement soumis à des douches de vapeur pour la gorge, en même temps qu'il prenait à l'intérieur deux pilules hydrargyriques par jour.

Au bout de deux mois et demi, il sortait guéri, et depuis il s'est toujours bien porté, n'ayant présenté d'accidents d'aucune sorte, si ce n'est à certains moments des éruptions furonculeuses siégeant surtout aux fesses et dans les régions dorsales et claviculaires.

Ces éruptions guérirent d'elles-mêmes. Il y a 4 mois environ, le malade vit apparaître à la suite d'une frayeur, dit-il, sur la face interne de la joue, à la commissure latérale gauche une petite ulcération peu profonde, à fond blanchâtre, complètement indolente. Il ne s'en inquiéta pas tout d'abord, et continua à vaquer à ses affaires : mais voyant que la plaie s'agrandissait tous les jours, il s'adressa à un médecin qui lui ordonna des gargarismes d'orge perlé et une solution d'iodure de potassium dont il prenait trois cuillerées par jour.

Ce traitement, qu'il suivit un mois durant, non seulement ne le guérit pas, mais encore l'ulcération ne fit que s'accroître, et il y a deux mois et demi il s'aperçut d'une petite glande dure, indolente, dans la région parotidienne gauche ; presque en même temps deux autres glandes s'engorgèrent dans la région sous-maxillaire du même côté et une autre dans la même région du côté droit.

La glande parotidienne est restée stationnaire, mais les *trois autres* ont continué à s'accroître, et voici l'état actuel :

10 *mars*. Le malade est pâle, amaigri, faible ; sur les extrémités des lèvres supérieure et inférieure à gauche, et au niveau de la commissure, on observe une ulcération qui s'avance jusqu'à 5 millimètres en bas et à 1 millimètre en haut de la ligne médiane ; elle dépasse légèrement le bord libre des lèvres. Elle se continue en dedans avec une ulcération de forme allongée qui intéresse toute l'épaisseur de la muqueuse jugale et s'étend d'avant en arrière, de la commissure labiale à la réunion des arcades dentaires inférieure et supérieure. Cette ulcération, plus profonde en certains points qu'en d'autres, particulièrement sur les bords, présente un fond gris jaunâtre, rouge en certains points, d'apparence papillaire, déchi-

queté : ses bords sont mous, sinueux, taillés à pic en certains points, en d'autres ils paraissent se continuer avec la muqueuse de la joue ; celle-ci n'est ni gonflée ni imbibée. Le fond de l'ulcération n'est pas induré et les tissus sous-jacents paraissent sains. Toutefois ils sont tuméfiés et extérieurement on observe un léger gonflement de la joue, lequel n'est notable qu'en dehors de la commissure ; enfin l'ulcération est à peine douloureuse et aucun autre liquide que la salive ne la recouvre.

Bouche. — Elle est en très mauvais état, les dents sont déchaussées et les gencives fongueuses. Rien sur la langue ; le fond de la gorge est très rouge ; un point de l'amygdale gauche est enflammé, on y voit poindre une goutte de pus.

Ganglions. — Les deux ganglions sous-maxillaires gauches qui sont enflammés sont situés l'un à côté de l'autre ; le premier tout à fait au-dessous de l'angle de la mâchoire inférieure est volumineux et superficiel, sa grosseur est celle d'un petit œuf de poule, il paraît dur au toucher, élastique, complètement indolent ; cependant à la partie la plus déclive de la glande on constate un point ramolli, confusément fluctuant ; la peau située au-dessus de la tumeur est saine, de coloration normale ; enfin le ganglion est complètement mobile sur les parties sous-jacentes et n'adhère en aucun point aux tissus voisins. Le second ganglion plus petit, offre les dimensions d'une noix ; il est complètement dur et indolent, à part cela, il présente les mêmes caractères que le précédent. Il est situé en avant de celui-ci, au-dessous du bord inférieur du maxillaire, et s'avance jusqu'à 2 ou 3 centimètres de la ligne médiane. Voisin du premier ganglion qu'il paraît toucher, il est toutefois facile de l'en détacher.

Le ganglion sous-maxillaire droit, un peu plus petit que le dernier que je viens de décrire, en offre exactement les caractères ; cependant il est situé un peu plus au-dessous du bord inférieur du maxillaire. J'ajouterai que ces tumeurs produisent une déformation très appréciable de la région sous-maxillaire.

Un peu au devant du conduit auditif externe dans la région parotidienne gauche, on sent au toucher un petit ganglion dur, de la grosseur d'une petite noisette, un peu douloureux depuis deux jours seulement. Un nombre assez considérable de ganglions cervicaux latéraux des deux côtés est légèrement tuméfié, quelques-uns ont le volume du ganglion parotidien ; tous sont indolents et durs.

Nous n'avons pas pu sentir les ganglions cervicaux postérieurs, pas plus que les ganglions axillaires et inguinaux.

Tel est l'état actuel ; il faut ajouter que le malade est débilité et n'a pas d'appétit ; à part cela,

2

ses fonctions digestives s'accomplissent bien et il va régulièrement à la garde-robe.

Du côté des viscères on n'observe également rien de remarquable, si ce n'est que les deux poumons présentent tous les signes d'une bronchite chronique simple, le malade tousse beaucoup et depuis longtemps.

Le cœur, le foie, la rate paraissent sains ; rien du côté des voies urinaires.

Le malade a été soumis dès son entrée (9 mars) à un traitement interne avec 3 grammes d'iodure de potassium.

Le 12 mars. Iodure de potassium 4 grammes ; on applique sur les deux ganglions sous-maxillaires gauches un vésicatoire volant.

Le 13 mars. Même traitement ; le vésicatoire a produit une large phlyctène.

Le 16 mars. La masse ganglionnaire du côté gauche est réduite du tiers de son volume primitif, le ganglion sous-maxillaire droit est également diminué d'une façon notable ; quant à l'ulcération de la joue, elle conserve à peu près les mêmes dimensions qu'elle avait à l'entrée du malade, mais le fond en est plus rouge et la tuméfaction de la joue a disparu. Le malade prend 5 grammes d'iodure de potassium et de l'huile de foie de morue.

Le 22 mars. Même traitement ; les ganglions ont encore un peu diminué de volume ; les ganglions parotidien et cervicaux latéraux semblent

toutefois rester stationnaires. L'ulcération se ré-
trécit un peu. Le ganglion sous-maxillaire gauche
qui était manifestement ramolli en un point, est
aujourd'hui uniformément dur.

Le 25 mars, même état, même traitement.

Nous résumons les trois observations de M. Verneuil qui ont été publiéés par M. Bourdon dans
les *Annales de dermatologie et de syphiligraphie* (1).

Il s'agit bien en effet de gommes ganglionnaires
et de plus, la troisième présente un intérêt particulier à cause des complications qui sont surve-
nues.

Observation III.

Gomme inguinale droite.

Julie Bar... 42 ans, entrée à l'hôpital le 1er octobre 1871, a eu la syphilis il y a deux ans et
demi ; elle présente plusieurs cicatrices à la cuisse
droite ; elle a eu des douleurs de tête et de reins,
arthrite dans le coude gauche qui a été guérie
par ankylose. Il y a vingt mois, elle a été soi-
gnée par M. Demarquay pour une tumeur lom-

---

(1) *Annales de dermatologie et de syphiligraphie*, année 72-73, tome IV, pages 95 et suivantes.

baire. A l'ouverture de cette tumeur, écoulement
d'un liquide blanc. La plaie ne s'est refermée
qu'au bout de deux mois. Traitement, iodure de
potassium et sirop d'iodure de fer. La plaie s'est
rouverte une première fois pour se refermer en
avril 1871. Cinq mois après la tumeur a de nouveau grossi et huit jours après entrée à l'hôpital,
la plaie s'est rouverte pour la troisième fois.

A cette époque on constatait une tumeur occupant la moitié externe de l'arcade crurale droite,
du volume d'un œuf de pigeon. La peau rouge et
douloureuse à la pression ne tarda pas à s'ulcérer
et donna issue à un liquide épais et purulent.
Puis l'ulcération envahit rapidement toute la surface de la tumeur qui prit la forme d'une vaste
cavité oblongue de haut en bas et du dehors en
dedans, suivant la direction du pli inguino-crural. On pansa la plaie avec de la charpie imbibée
d'eau alcoolisée. Traitement mixte : une pilule de
protoiodure de mercure tous les matins, 1 gramme
d'iodure de potassium le soir.

Trois semaines après on substitue à l'eau alcoolisée le pansement à l'iodoforme pour l'ulcération.
Celle-ci présentait les caractères suivants : on
voyait dans la région inguinale droite une ligne
rosée de 9 centimètres environ, parallèle et sus-
jacente à la moitié externe de l'arcade crurale.
Cette ligne était formée par l'adossement de deux
bourrelets rosés à surface lisse, d'une consistance

élastique, appliqués l'un sur l'autre dans la flexion modérée de la cuisse. Lorsque le membre était étendu et si on relevait les téguments de l'abdomen on voyait une fente, une dépression profonde, anfractueuse dont le fond cloisonné par des brides avait un aspect aréolaire ; les parois, au contraire, étaient parfaitement lisses. Toute la surface de cette cavité était rosée, présentant l'aspect des bourgeons charnus pâles et demi-transparents des plaies qui suppurent mal et ne marchent pas vers une cicatrisation rapide.

Le 25 avril, époque à laquelle est faite cette description, tel est l'aspect de l'ulcération :

État général meilleur.

La lésion lombaire s'est améliorée aussi.

OBSERVATION IV.

Gomme ganglionnaire siégeant au niveau du triangle de Scarpa.

Il s'agit d'une femme syphilitique depuis deux ans. Elle a eu quatre grossesses, un seul enfant vivant, non syphilitique. Vers le milieu de 1869, cette malade s'aperçut qu'elle avait une tumeur au point où la saphène interne se jette dans la crurale, du volume d'un pois. Cette tumeur prit une teinte violacée, se ramollit et, en s'ulcérant,

donna issue à un liquide blanchâtre et filant.
L'ulcération a continué d'augmenter, la malade
n'ayant pas suivi le régime prescrit (iodure de
potassium).

Cette ulcération est semblable à celle de la malade qui fait le sujet de la première observation
de M. Verneuil; mais dans le fond on voit une
petite tumeur de la grosseur d'une noisette,
mollé, blanche, un peu mobile, semblable à du
tissu cellulaire mortifié.

Autour de cette tumeur, qui atteint les bords
de l'ulcération, suinte un pus séreux, non franchement phlegmoneux. Pas d'engorgement ganglionnaire voisin. Traitement mixte. Autour de
cette tumeur, charpie imbibée d'eau alcoolisée.

Dix jours après, chute de la tumeur. La cavité
a diminué. Sortie de la malade.

Huit jours après la malade revient à l'hôpital et
montre son ulcération fermée.

OBSERVATION V.

Recueillie dans le service de M. VERNEUIL.

Gommes inguinales droites.

Malade 53 ans, syphilis ancienne, assez chétif
ayant eu des lésions osseuses suppurées. Le 20 janvier 1870, extraction à l'hôpital Lariboisière d'un

séquestre contenu dans le centre du calcanéum. L'opération provoque une névralgie : sulfate de quinine. Infiltration purulente du bas de la jambe. Amputation du membre au dessous du genou. Réapparition de la névralgie. Sulfate de quinine. Guérison.

Moignon cicatrisé, mais apparition à l'aine de trois ganglions dans le triangle de Scarpa, réunis formant une masse volumineuse et dure. Six semaines après, ouverture de ce qu'on croyait être un abcès strumeux : il en sort, au lieu de pus, une sérosité noirâtre, épaisse, mélangée d'un peu de sang et de pus. Foyer peu diminué. Deux applications de pâte de Vienne amenant quelques bourgeons, mais bientôt l'état général devient grave (toux, insomnie, anorexie) et à 04 centimètres de la plaie, apparition d'un bouton dur.

M. Verneuil donne 0,05 centigrammes de protoiodure de mercure et 1 gramme d'iodure de potassium. Cette médication est mal supportée et on doit la suspendre au bout de quelques jours. Pansement au tartrate de fer et de potasse détergeant la plaie, mais le malade succombe dans le marasme quand MM. Verneuil et Cusco voulaient faire la ligature de l'artère fémorale menacée de s'ouvrir.

A l'autopsie. Aucun autre engorgement ganglionnaire. Foie muscade. Cicatrices et ulcérations suite de tuberculisation assez étendue dans le poumon droit. Mêmes lésions à gauche. Pneumonie à la base de ce côté.

La cavité ulcéreuse de l'aine occupe le centre d'une tumeur longeant la gaîne des vaisseaux fémoraux. Elle tranche sur les parties environnantes par sa coloration d'un blanc rosé et sa consistance très ferme : « *C'est évidemment une gomme en voie de ramollissement central.* » Malgré ses fortes dimensions (5 centimètres sur 3), elle n'avait pas été reconnue pendant la vie à cause de sa situation profonde. Deux centimètres plus bas, autre tumeur plus petite et moins ramollie.

On retrouve dans le voisinage de l'ulcère d'autres petites tumeurs dont la structure est la même, c'est-à-dire qu'elles offrent un tissu élastique dur, criant sous le scapel. Il n'y a pas de doute, ajoute M. le professeur Verneuil, sur l'envahissement des ganglions iliaques et inguinaux par des productions gommeuses à l'état de crudité ou de ramollissement plus ou moins avancé.

Pour M. Verneuil ces tumeurs gommeuses ont évolué chez un syphilitique sous le coup de fouet du trausmatisme chirurgical et quoiqu'elles soient restées rebelles au traitement spécifique, il semble cependant qu'on doive les ranger dans les cas de gommes ganglionnaires.

OBSERVATION VI (inédite).

Recueillie dans le service de M. le professeur FOURNIER.

Gommes inguinales droite et gauche.

Le nommé Gau... Georges âgé de 44 ans, crieur public, est entré à l'hopital St-Louis, salle St-Louis numéro 46, le 4 mars 1880.

Ce malade n'est pas scrofuleux et il prétend ne jamais avoir eu la syphilis. Il y a 22 ans il a été traité au Val-de-Grâce pour une blennorrhagie. Il n'a jamais eu de rhumatisme, ni de maladies de la peau. Pas d'antécédents héréditaires ni collaté- èaux (1). L'année dernière il a été employé dans un fabrique de produits chimiques mercuriels, mais il n'y est resté que 8 jours, car il avait de la conjonctivité, de la salivation, de l'ébranlement des dents et de la surdité ; tous phénomènes qui disparurent en quelques jours dès que le malade ne fut plus soumis au milieu délétère, jamais d'autre maladie. Le malade n'a pas eu d'autre raison de dépression, sinon des habitudes alcooliques prononcées depuis au moins 6 ans.

---

(1) Malgré des recherches nombreuses et attentives, il est impossible de trouver trace d'un chancre primitif. Le malade nie qu'il ait rien eu de semblable. Les plaies des aines sont les premiers accidents qu'il accuse.

Quoi qu'il en soit, il est pâle, maigre et cachecti-
que ; pas d'excès vénériens. Il y a plus de 6 mois
qu'il n'a eu de relations sexuelles et à cette époque il avait une femme saine et lui-même était
très bien portant.

Le malade n'a jamais eu mal à la gorge, ni à la
tête, ni dans les os, ni dans les membres ; pas de
taches sur le corps, pas de chute des cheveux, pas
de plaques à la langue, enfin aucun signe spécifique observé et la syphilis a passé tout à fait ina-
perçue.

Il y a 6 mois, il eut pour la première fois sur les
jambes des boutons echtymateux (qu'il prit pour
des clous) et qui ont laissé sur les membres inférieurs des taches multiples, brunâtres, traces ca-
ractéristiques d'une syphilis ignorée. Il a toujours
eu des varices très fortes.

De plus, il y a un mois, une tuméfaction douloureuse se montra au niveau du tiers inférieur
du tibia droit. Elle présente tous les symptômes
d'une périostose spécifique avec cette particularité
qu'elle s'est développée sur un tibia mal conformé.
Pas de traumatisme. En marchant il semble au
malade que sa jambe droite est plus lourde que
l'autre.

Il y a 6 semaines à la suite de ces boutons echtymateux, il eut des glandes douloureuses dans
les deux aines. Du côté gauche, elles étaient plus
volumineuses.

État actuel. — Aujourd'hui les deux aines sont occupées par des plaies ulcéreuses, anfractueuses, inégales, avec décollement périphérique : ces plaies ont une coloration brunâtre, violacée (1).

Depuis que les adénites se sont ouvertes un certain nombre de lésions ulcéreuses et ulcéro-squammeuses sont venues occuper le fourreau de la verge, depuis la racine jusqu'au prépuce. Le malade assure bien que ces lésions sont postérieures aux adénites (2). Celles-ci occupent les mêmes ganglions de chaque côté : elles sont symétriques.

M. le professeur Fournier reconnaît dans ces lésions des *gommes ganglionnaires*. De plus, une syphilide serpigineuse du fourreau en voie de réparation. Traitement : iodure de potassium 4 gr. vin de quinquina, un verre à Bordeaux.

---

(1) Du côté droit on voit une altération allongée mesurant 2 cent. de large sur 3 de longueur dirigée dans le sens du pli inguino-crural. Les bords sont taillés à pic, comme découpés à l'emporte-pièce. Le fond est d'un rouge pâle et parsemé de points blanchâtres et sécrète un pus ichoreux et fétide.

A gauche, autre ulcération un peu moins étendue. Les bords sont plus épais que de l'autre côté, mais le fond est plus excavé comme si une tumeur avait été éliminée ou enlevée, il présente une coloration rougeâtre et sécrète un pus de mauvais aloi. Les deux plaies sont entourées d'une aréole rouge cuivreuse.

(Ces lésions ont été reproduites et sont représentées sur la pièce 666 du musée de l'hôpital St-Louis).

(2) Et même il les attribue à l'action irritante du pus qui découle des plaies inguinales et baigne la verge.

Le 7 mars. Inoculation faite sur le bras avec un pus fétide, sanieux, jaune sale, essentiellement irritant.

Le 7 mars. L'inoculation n'est pas négative. Cependant les plaies inguinales n'ont rien de l'adénite chancreuse. Elles ressemblent à des excavations produites par l'élimination de parties nécrosées, en laissant des ulcérations irrégulières, à bords décollés, calleux, violacés, pigmentés, à fond bourgeonnant et sécrétant un pus abondant. Quant au produit de l'inoculation, c'est probablement une fausse pustule.

Le malade supportant très mal l'iodure de potassium, la dose est ramenée à 50 centigrammes, une pilule au sublimé, bains quotidiens; pansement à l'iodoforme.

Le 12 mars. Le résultat de l'inoculation est une ulcération qui va toujours en s'agrandissant; elle est assez profonde maintenant : large comme une pièce de 1 franc, le fond est irrégulier, granuleux, alvéolaire, mais de coloration grise terne, et elle rappelle fort bien l'aspect des ulcérations inguinales au moment de l'entrée. Celles-ci sont maintenant bourgeonnantes et roses; elles ont l'aspect de plaies vivaces, marchant à la cicatrisation. Elles ont été considérablement améliorées par le traitement général. Le pus est moins fétide, moins sanieux, il est devenu plus jaune, mieux lié et plus abondant.

Le 14 mars. Le malade a de l'algidité périphérique prononcée. Les extrémités sont froides ; les ongles cyanosés. L'état général est mauvais.

Le produit de l'inoculation présente une coloration grisâtre ; le fond est étagé plutôt qu'alvéolaire. L'inoculation a-t-elle été l'occasion, à cause de l'irritation causée *in situ* par le pus sanieux, de l'éclosion d'une syphilide ulcéreuse? Ce serait alors une syphilide ulcéreuse provoquée (?).

Le 20 mars. Sous l'influence du traitement une amélioration considérable se montre rapidement. Les bords des ulcérations s'affaissent, le décollement s'arrête, le fond est moins grisâtre, les bourgeons plus vivaces et plus roses sécrétent un pus moins abondant, moins fétide et moins sanieux. Le malade dont les souffrances ont diminué peut reposer et dormir. C'est ainsi qu'en quelques jours une amélioration considérable est devenue manifeste.

Le 25 mars. La lésion du bras est beaucoup plus superficielle, à bords aplatis. Le fond a des tendances à s'encroûter et il est devenu presque sec. Très certainement on n'est pas là en présence d'un chancre, ou du moins la lésion ne suit pas l'évolution commune du chancre. Les plaies inguinales sont toujours en voie de réparation ; mais il y a un décollement de 1/2 à un centimètre à droite. Cautérisation des parties décollées au nitrate d'argent.

30 *mars*. Depuis quelques jours le malade est mal à l'aise, il a de la pâleur de la céphalalgie, de la gastralgie et de plus il ne dort pas. Cependant les plaies sont en voie de réparation ; les bourgeons charnus font saillie au-dessus des parties environnantes.

Pendant le mois d'avril, le malade a continué son traitement. Quoique l'état général ne se soit que médiocrement amélioré, la réparation continue à se faire.

Dans les premiers jours de juin, la plaie de l'aine gauche est complètement cicatrisée, à droite l'ulcération qui a beaucoup gagné n'est cependant pas guérie complètement. En appuyant au niveau du ganglion, on découvre quelques orifices pustuleux qui laissent sourdre des gouttelettes de pus. Cautérisation au nitrate d'argent. Les cicatrices présentent une coloration brunâtre très prononcée. Enfin l'état général est considérablement amélioré.

OBSERVATION VII (inédite).

Recueillie dans le service de M. A. FOURNIER.

Gommes ganglionnaires sous-maxillaires.

Le 7 juin 1876, est entré à l'hôpital St-Louis, lit n° 34, le nommé Br. Constant, employé de commerce, âgé de 36 ans.

Le malade n'a jamais eu de maladies antérieu-
res, ni pendant son enfance, ni pendant sa jeunesse. Sa mère est morte à l'âge de 42 ans para-
lysée et goutteuse. Son père âgé de 63 ans, vit encore et jouit d'une excellente santé.

En 1867, il eut un chancre syphilitique suivi
de roséole et de syphilides des muqueuses et du
scrotum. Après un traitement de quatre mois ces
accidents disparurent. De 1869 à 1873 le malade
affirme n'avoir jamais eu d'accidents ; et à cette
dernière époque il aurait eu de nouveau un chancre est pas d'autres manifestations. Cependant, il
dit avoir eu une gomme de la nuque, il ne sait pas
au juste à quelle époque : il porté en effet sur la
nuque une cicatrice blanche, déprimée avec un
rebord saillant sans trace de pigmentation ; mais
il est douteux qu'elle soit consécutive à une
gomme. C'était en effet une tumeur qu'il portait
depuis quatre ans ; M. Simonnet l'ouvrit comme
loupe et en retira une matière tout à fait semblable à du fromage : après cette ouverture, elle
mit quatre semaine environ à se cicatriser. Cependant on aurait à l'occasion de cette tumeur, prononcé le mot de gomme et on lui aurait fait
prendre de l'iodure de potassium.

En 1876, il lui survint trois grosses glandes
sous-maxillaires, l'une du côté droit, vers l'angle
de la mâchoire, une seconde au-dessous du menton,
la troisième à gauche au-dessous du corps du ma-

xillaire inférieur. Entrée du malade dans le service de M. Horteloup qui crut d'abord à des gommes puis diagnostiqua définitivement des adénites
strumeuses et les ouvrit toutes les trois. En même
temps il faisait prendre au malade du sirop de fer,
du vin de quinquina et un gramme d'iodure de
potassium.

Sorti de chez M. Horteloup très bien guéri, le
malade resta très bien portant jusqu'à il y a trois
semaines, environ.

A cette époque, les ganglions sous-maxillaires
commencèrent à se tuméfier de nouveau et ils de-
vinrent rapidement très-volumineux : il a souffert beaucoup de ceux du côté droit et il a eu une
fièvre assez vive dans les jours qui ont précédé
l'ouverture spontanée de la masse ganglionnaire
de ce côté ; une autre ouverture spontanée se fit
aussi au niveau des ganglions sous-mentonniers.

Au début de ces nouveaux accidents le malade
a revu M. Horteloup qui lui fit prendre des bains
au sublimé, de l'iodure de potassium et des pilules
phosphorées.

Actuellement toute la région sous-maxillaire
d'une oreille à l'autre est occupée par une masse
de ganglions très-rapprochés les uns des autres,
très volumineux et durs, à peu près incolores en
ce moment. Deux sont ouverts et légèrement ul-
cérés. Un autre à droite est ramolli et offre une
fluctuation très manifeste. Tous les autres sont

durs et non suppurés, la peau qui les recouvre est rouge violacé.

De plus, depuis deux mois environ, il est apparu sur le côté gauche du thorax une plaque violacée, présentant des contours irréguliers et couverte sur ses bords de squames et de petites croûtes superficielles.

Rien dans la bouche ni sur les organes génitaux.

Poussée d'adénopathie tertiaire. — Ce diagnostic repose sur la coïncidence de la syphilide cutanée de la poitrine et sur la disposition des ulcérations qui se trouvent à la surface des ganglions suppurés. Il en existe deux, l'une au-dessous de l'autre au niveau de l'angle de la mâchoire du côté droit, la première, de la largeur d'une pièce de 50 centimes, la seconde, de la dimension d'une lentille. Ces deux ulcérations sont à fond gris jaunâtre, à bords nettement entaillés, peu ou pas décollés. Dans la scrofule, les ouvertures n'ont pas cette largeur et sont plus fistuleuses. Enfin il existe une troisième ouverture très minime au-dessous du menton. En pressant sur les ganglions de la région, on fait sourdre à travers les ouvertures un pus séreux mal lié.

Traitement : sirop d'iodure de fer, 4 cuillerées; iodure de potassium.

18 *juillet.* L'engorgement ganglionnaire a un peu diminué, mais la masse reste encore très-vo-

lumineuse et dure. L'ulcération du côté droit a pris un meilleur aspect, mais ne se cicatrise pas.

18 *août*. Amélioration assez notable. Départ du malade pour Vincennes avant qu'il ne soit complètement guéri.

Observation VIII (inédite).

Recueillie dans le service de M. Fournier.

*Gommes ganglionnaires sous-maxillaires. —
Écrouelles syphilitiques.*

Le nommé B... Edmond, âgé de 25 ans, menuisier, est entré à l'hôpital Saint-Louis, salle Saint-Louis, n° 43, le 13 janvier 1880.

Pas d'antécédents héréditaires. Son père est mort à 42 ans d'une fièvre typhoïde, sa mère est encore vivante et se porte bien; il n'a jamais eu mal ni aux yeux, ni aux oreilles, jamais aucune affection cutanée. Il a perdu une sœur à l'âge de 12 ans, de la diphtérie : celle-ci, quoique frêle et délicate, n'a jamais eu de symptômes de scrofules. Vers l'âge de 7 à 8 ans, il eut un léger eczéma derrière les oreilles ; il guérit rapidement. Le malade est assez robuste, tout au plus peut-on dire qu'il est légèrement lymphatique. Il a été élevé à la campagne, mais vers l'âge de 17 ans il a passé 6 ou 7 mois dans une mansarde humide. Depuis il a

gardé une certaine facilité à s'enrhumer (1). Il y a
18 mois environ, il eut une bronchite aiguë qui
se guérit au bout de six semaines, mais il a toujours toussé un peu. Il y a un an, il a, dit-il, cra-
ché un demi-verre de sang. Il n'a cependant pas
de sueurs nocturnes; il n'est ni pâle ni amaigri.

Il y a un an, il eut un chancre syphilitique qui
dura trois semaines. Il prit alors 60 pilules dans
le mois qui suivit, et depuis il n'a jamais suivi
d'autre traitement.

Au mois de juin 1878, sans ulcération de la bouche ou de la langue, sans laryngite, il commence
à avoir de la tuméfaction des ganglions sous-maxillaires, surtout du côté gauche.

En septembre cette tuméfaction ayant suppuré,
elle fut traitée en ville par deux drains; ils furent
conservés pendant 8 jours au bout desquels le malade entre à l'hôpital.

M. Lallier lui mit une mèche sous le menton et
une autre à l'angle de la mâchoire. Un mois après,
le malade sortit, mais avec des cicatrices sous-
maxillaires occupant la région sus-hyoïdienne.
Ces cicatrices sont épaisses, saillantes, arrondies,
elles ont la forme d'un cordon de la grosseur d'une
plume d'oie. Le tissu est plus résistant que la
peau saine, sans cependant avoir une dureté li-
gneuse : il est plutôt souple, pseudo-fluctuant,

---

(1) A cette époque il eut une blennorrhagie.

comme s'il y avait encore des fongosités. Leur coloration est rougeâtre, en certains points elles sont humides, ailleurs recouvertes de croûtes. La sensibilité est médiocre. Elles donnent au cou un aspect irrégulièrement couturé. De temps en temps elles se tuméfient de nouveau, s'entrouvrent et laissent échapper un liquide purulent. C'est à cause de ces plaies humides et croûteuses que le malade rentre à l'hôpital. Il a en outre des ganglions inguinaux tuméfiés et douloureux depuis 15 jours environ. De plus, on trouve sur la pointe de la langue des syphilides érosives ; la gorge présente une coloration rouge vif ; les amygdales qui sont hypertrophiées sont couvertes de plaques opalines.

Le malade souffre un peu en urinant : le jet est petit ; peut-être a-t-il un rétrécissement consécutif à la blennorrhagie signalée.

B... a des accès de toux fréquents et intenses avec expectoration abondante, muco-purulente, mais surtout grise et muqueuse.

Traitement : iodure de potassium, 2 grammes ; huile de foie de morue, extrait mou de quinquina.

Le 21. Le malade ayant voulu se livrer à quelques travaux de menuiserie, fut obligé de les interrompre à cause d'une hémoptysie (sang rouge et spumeux). Les lésions pulmonaires sont peu avancées ; il y a au sommet gauche une légère induration caractérisée par un peu de matité, de l'inspiration rude, respiration prolongée et quelques râles sous-crépitants se produisant de loin en loin.

26. Nouvelle hémoptysie dans la nuit; plus abondante que la première.

28. Il n'y a pas eu de nouvelle hémorrhagie, mais le malade a un peu de fièvre.

Sulfate de quinine, 50 centigrammes.

20 *mars*. Sous l'influence du traitement spécifique et général, la santé du malade s'est sufisamment améliorée pour lui permettre de partir pour Vincennes. Les plaies sous-maxillaires se sont refermées; elles ont laissé à leur place des cicatrices en forme de brides dures et saillantes. Les accidents du côté de la bouche et de la gorge ont disparu.

A la fin de mai, le malade revient de Vincennes plus fort; les brides cicatricielles ont diminué de volume, surtout du côté gauche. Du côté droit on lui fait des scarifications. En même temps, il reprend son traitement spécifique et de l'huile de foie de morue. Amélioration très-sensible.

OBSERVATION IX.

Communiquée par M. D. QUINQUAUD.

Gommes ganglionnaires cervicales.

Le 24 avril 1880, le nommée L..., employé de commerce, âgé de 45 ans, entrait à l'hôpital Cochin

(annexes), lit n° 9, dans le service de M. Quinquaud. Ce malade qui n'a jamais présenté d'antécédents strumeux, s'est aperçu qu'il lui venait une
grosseur au cou et qu'il maigrissait. Il était en
même temps sujet à des épistaxis et à de la diar-
rhée. Les autres ganglions et la rate étaient nor-
maux.

Il y a 12 ans environ, il eut un chancre sur la
verge et il vit apparaître plusieurs mois après des
éruptions cutanées. Depuis il a eu de fréquents
maux de gorge et de la céphalée. Il perdit ses cheveux il y a deux ans. En ce moment, le malade présente sur la face antérieure des tibias, des cicatrices
déprimées, minces, non chéloïdiennes, dont les unes
sont complétement décolorées, les autres entourées
d'un petit cercle brunâtre, de telle sorte que, selon
toute vraisemblance, ce sont là des traces d'ecthy-
ma syphilitique ulcéreux. Quelques autres cicatrices de même aspect et de même nature existent
sur la cuisse et la partie latérale gauche de l'abdomen. Ce malade est donc manifestement syphilitique. Il n'a jamais suivi de traitement.

Depuis trois mois, il présente au cou dans la région claviculaire droite, à la partie supérieure, une
grosseur située derrière le sterno cleido-mastoï-
dien et formée selon toute apparence par des ganglions. Cette tumeur a grossi petit à petit et quel-
que temps avant son entrée l'hôpital, le malade,
y vit apparaître trois petites ulcérations semblant

être la conséquence de gommes syphilitiques ulcérées. Ces ulcérations ont une disposition tout à fait caractéristique *en fer à cheval*. Elles ne sont pas profondes et paraissent appartenir à des gommes cutanées, tandis que quelques ulcérations qui siégent au niveau des ganglions sont plus profondes (1) ; néanmoins il y a peu de décollement et sur plusieurs, on n'en trouve pas trop. D'ailleurs le ramollissement a été beaucoup plus rapide que dans les tumeurs strumeuses. Un stylet introduit dans l'ulcération principale pénètre assez profondément et par la pression on fait sourdre, un pus grisâtre peu abondant.

Pendant les quelques jours qui suivirent l'entrée de L. à l'hôpital, une autre partie de la tumeur augmente beaucoup de volume, la peau rougit et s'amincit malgré le traitement auquel on soumet le malade. (Sirop de Gibert, frictions mercurielles, iodure de potassium.) La masse ganglionaire seule a beaucoup diminué de volume sous l'influence de l'iodure de potassium.

On ouvre la tumeur, il en sort un pus très épais. Dans les premiers jours de juin l'ouverture persiste sans tendance à la cicatrisation ; en même temps, il se forme une seconde tumeur sur laquelle

---

(1) De l'une de ses gommes on vit s'échapper un véritable bourbillon précédé d'un peu de liquide filant et visqueux.

on voit rougir la peau : mais le malade sur sa demande quitte l'hôpital.

L'examen réitéré du foie, de la rate et des organes lymphoïdes ne fait découvrir aucune lésion. Cet homme d'ailleurs, n'avait jamais éprouvé d'accidents strumeux et il n'y avait pas d'antécédents scrofuleux dans sa famille.

En résumé donc, nous ne pouvons rattacher ces lésions ganglionnaires ni à une lésion locale, ni à la scrofule, ni à l'adénie, ni à une lésion tuberculeuse ou cancéreuse du poumon. En sorte donc que l'on arrive par exclusion au diagnostic d'une lésion syphilitique des ganglions.

Nous devons è l'obligeance de M. le docteur Foy, médecin à Salies de Béarn une dernière observation.

OBSERVATION X.

Gommes des ganglions cervicaux.

L. Charles, charpentier célibataire âgé de 32 ans arrivé à Salies de Béarn avec une note de son médecin portant : ulcères scrofuleux, engorgement scrofuleux dans le creux sus-claviculaire du côté droit.

Cependant le malade n'a jamais eu de manifestations scrofuleuses dans son enfance; il est vigoureux et bien constitué.

En dehors de la région sus-claviculaire on ne trouve pas la moindre trace au cou d'engorgements ganglionnaires. Il n'a pas connaissance qu'il y ait eu des scrofuleux dans sa famille dont tous les membres jouissent d'une excellente santé.

L'examen local permet de constater ce qui suit : dans la région deltoidienne du côté droit existent trois ulcérations arrondies, à bords saillants légèrement festonnés et dont le fond est d'un gris sale ; leur dimension varie de celle d'une pièce de un franc à une pièce de deux francs ; tout autour on voit une auréole rouge sombre.

Dans la région sous-claviculaire du même côté ulcérations analogues aux précédentes mais dont le fond commençait à se déterger ; dans la gaîne du muscle sterno-cleido-mastoidien du côté droit, existait une tumeur ovoïde, dure, sans changement de coloration de la peau ; à ce niveau, le tissu cellulaire était épaissi, moins lâche et la peau moins mobile. Cette tumeur mesurait 4 1/2 centimètres en hauteur et 3 en largeur. Enfin, dans le creux sus-claviculaire on trouvait deux tumeurs : l'une, manifestement ganglionnaire, mobile, d'une consistance assez ferme et légèrement douloureuse à la pression ; la seconde, présentait les mêmes caractères que la précédente, à cette seule exception près qu'elle était ramollie et évidemment fluctuante ; à son niveau, la peau était adhérente congestionnée et amincie comme dans un abcès sur le point de s'ouvrir.

L'existence d'un chancre antérieur fut niée avec énergie et même avec une certaine vivacité. Du reste, pas d'alopécie, pas de ganglions sous-occipitaux ; mais dans l'aine du côté droit on trouvait 5 à 6 ganglions plus volumineux que ceux du côté opposé et légèrement indurés.

Pas de cicatrices, pas de trace de syphilides.

Le malade fut soumis à l'usage du sirop de Gibert, décoré pour la circonstance du nom de sirop dépuratif ; les ulcérations furent recouvertes d'emplâtre de Vigo.

Dès le 4e jour du traitement, les résultats étaient des plus nets, les ulcérations étaient détergées, le fond se nettoyait, les bords se déprimaient, les ganglions avaient diminué de volume ; seule, la tumeur sterno-cleido-mastoidienne était resté stationnaire.

Le 8e jour, deux ulcérations étaient cicatrisées et les deux autres avaient diminué de moitié ; la tumeur sterno-cleido-mastoidienne était réduite d'un bon tiers ; les ganglions avaient diminué aussi et au niveau de celui qui était ramolli et fluctuant la peau avait repris sa coloration normale.

Le malade quitta Salies, où il avait pris quatre bains, pour faire comme tout le monde.

Je l'ai revu quarante jours après. Le creux sus-claviculaire était à peu près normal ; il n'y avait pas eu ouverture du ganglion ramolli. Mais la gomme du sterno-cleido-mastoïdien, après avoir considérablement diminué, s'était cependant ouverte.

Le malade continua le traitement, et un mois et demi environ après cette visite, tous ces accidents étaient complètement guéris.

Il m'avoua alors qu'il avait eu la syphilis dix ans auparavant, étant en Algérie. A cette époque, il s'était, disait-il, rigoureusement soigné (il avait pris une soixantaine de pilules de protoiodure), il se croyait complètement guéri. De là ses dénégations.

SYMPTOMATOLOGIE.

D'après l'ensemble de ces observations, nous pouvons constater que la dégénérescence gommeuse des ganglions lymphatiques peut s'observer dans différents cas :

Soit concurremment avec un certain nombre d'autres accidents syphilitiques tertiaires, soit comme phénomène isolé de la diathèse syphilitique.

Examinons maintenant quelle est la marche de la maladie. Avec M. le professeur Fournier, dans les leçons qu'il a faites à l'hôpital Saint-Louis sur les gommes du tissu cellulaire, nous considérerons quatre périodes distinctes, à chacune desquelles correspond un ensemble de symptômes d'un ordre particulier.

1re période, de formation.

2e période, de ramollissement.

3e période, d'ulcération.

4e période, de réparation.

1re période, dite de formation (gomme crue, solide, aphlegmasique).

La gomme débute par une augmentation de volume du ganglion, qui peut varier entre celui d'une noisette et celui d'un œuf de pigeon. Cet accroissement, très lent, n'apporte pas de changement dans la forme du ganglion ni dans sa consistance. Le caractère essentiel de cette tumeur est le manque d'inflammation. A cette époque, en effet, il n'y a ni rougeur, ni chaleur, ni douleur, à ce point que c'est quelquefois par hasard que le malade s'aperçoit de la tumeur.

2ᵉ période de ramollissement, avec phlegmasie consécutive de voisinage.

Après avoir grossi plus ou moins lentement, la tumeur se modifie. De solide qu'elle était, elle ne tarde pas à devenir ramollie, ce travail commençant toujours par le centre, comme nous le verrons dans l'anatomie pathologique. A cette époque, on reconnaît par la palpation un tissu mollasse se laissant déprimer, et plus tard une véritable fluctuation. Ce dernier symptôme peut être observé bien longtemps avant que la tumeur ne renferme de liquide, et nous avons pu voir, dans le service de M. le professeur Fournier, une gomme (scrofuleuse, il est vrai), ouverte avec le bistouri, ne donner issue à aucun liquide.

A mesure que le ramollissement gagne la périphérie de la tumeur, il se produit un processus inflammatoire qui ne tarde pas à gagner les tissus voisins, et surtout les parties les plus superficielles.

Les téguments deviennent rosés d'abord en commençant par la partie la plus proéminente de la tumeur, par son sommet; puis cette suffusion rosée en même temps qu'elle s'étend prend une coloration plus foncée; bientôt toute la saillie qui constitue la tumeur, indolente jusqu'à ce jour, indolente même pendant que s'est produit le ramollissement central devient un peu douloureuse. Le malade y sent un peu de tension, de la gêne, des élancements. De plus, la tumeur devient moins mobile, adhérente avec un peu d'œdème superficiel.

Enfin, la peau qui recouvre la tumeur subit un travail d'amincissement progressif. Distendue par le développement du ganglion, elle s'use pour ainsi dire par ses parties profondes, et finit par ne plus former à la surface du foyer ramolli qu'une membrane très-amincie. Cet amincissement va en augmentant tous les jours jusqu'au moment où la peau réduite à l'épaisseur d'une pelure d'oignon, laisse apercevoir par transparence l'aspect jaunâtre du foyer sous-jacent. Alors commence la troisième période.

3e période d'ulcération. Le point culminant de la tumeur présente d'abord une crevasse qui tend à s'agrandir. De cette ouverture on voit alors s'échapper en général une quantité assez considérable d'un liquide variable. Tantôt c'est une matière purulente, jaune verdâtre, ou présentant l'aspect de pus mal lié mélangé avec du sang, tantôt c'est un liquide visqueux, filant, presque transparent qui offre la consistance d'une solution de gomme ou de gélatine : plus habituellement c'est un liquide sanieux jaunâtre, pyoïde plutôt que purulent et contenant en suspension des détritus organiques, des grumeaux formés de tissu cellulaire, des granulations graisseuses, des gouttelettes huileuses, des globules sanguins et des leucocytes.

Mais la gomme une fois ouverte tend à s'ouvrir davantage. La petite perforation qui s'était faite à son sommet, ne tarde pas à s'élargir par une ulcération de la peau qui se détruit d'une manière excentrique. Dans certains cas, d'autres ouvertures se forment dans le voisinage, et la tumeur présente plusieurs ouvertures à bords déchiquetés d'une coloration livide et bronzée.

« A ce moment, dit M. le professeur Fournier, si nous examinons avec soin l'intérieur de ce cratère, qui donne jour sur les parties découvertes de la tumeur, nous voyons se présenter à l'orifice une forme de parenchyme solide, blanchâtre, d'un blanc variable comme nuance (blanc gris, blanc jaunâtre, charnu et pouvant être comparé comme aspect et comme couleur à de la chair de morue). Cette substance assez singulière a l'air d'un tissu mort ; elle est insensible, désagrégée et s'en va en lambeaux.

Ce parenchyme est le tissu mortifié de la tumeur. C'est à sa présence qu'est due l'augmentation de volume de l'organe, et c'est pour cela qu'après l'ouverture de la glande il ne s'échappe qu'une petite quantité de liquide.

Désagrégé peu à peu par la suppuration, ce tissu mort s'élimine petit à petit jusqu'à ce que tout ce bourbillon soit évacué; alors on constate une perte de substance qui présente des caractères particuliers; les bords sont soulevés, taillés à pic et entourés d'une aréole d'un rouge cuivreux. L'ulcère lui-même donne issue à une suppuration assez abondante. Le liquide qui s'en échappe présente l'aspect d'un pus ichoreux mal lié d'une coloration roussâtre. Le fond de la cavité est inégal, il présente souvent des brides, des dépressions. Çà et là, on y trouve encore quelques débris adhérents du bourbillon qui n'a pas été complètement éliminé.

Peu de temps après, pour peu que l'art intervienne l'ulcère ne tarde pas à se déterger et à entrer dans la voie de réparation.

4e période dite de réparation. Les bords de l'ulcère s'affaissent, le fond se couvre de bourgeons charnus, la couleur foncée va en diminuant et le travail de cicatrisation s'accomplit en général en quelques semaines, laissant après lui une cicatrice plus ou moins irrégulière et qui présente une pigmentation brunâtre.

En dehors de ces symptômes locaux il en existe d'autres généraux qui ont une grande importance pour le pronostic. Les principaux sont comme nous le voyons, dans les observa/ions V et VI un amaigrissement souvent très considérable, une diminution des forces, des troubles digestifs caractérisés par de l'anorexie; de la pâleur de la peau et de la décoloration des muqueuses. En somme les malades présentent un degré plus ou moins prononcé d'anémie.

Siège. — Dans les dix observations que nous rapportons, nous voyons les ganglions inguinaux pris 4 fois, les sous-maxillaires 3 fois, les cervicaux 3 fois. Ces faits sont encore en bien petit nombre pour permettre d'établir une statistique, on peut cependant déjà dire que la dégénérescence gommeuse des ganglions a pour siège habituel les régions inguinales cervicales et sous-maxillaires.

Les complications de ces affections sont; l'existence en même temps de gommes cérébrales ou viscérales et le phagedenisme. Nous avons vu en effet chez le malade de l'observation V l'ulcération menaçant d'ouvrir la fémorale.

4

ANATOMIE PATHOLOGIQUE.

Nous n'avons pas eu l'occasion d'assister à l'autopsie de malades atteints de gommes ganglionnaires. Aussi, nous nous bornerons ici à résumer rapidement les travaux qui ont été faits par les auteurs.

C'est Virchow (1) et Lanceraux (2) qui, les premiers, ont traité ce sujet. « S'agit-il d'un dépôt gommeux, les glandes lymphatiques augmentent de volume et prennent une forme arrondie; d'abord, d'une consistance ferme, elles sont plus tard molles, caséeuses et même fluctuantes. Y a-t-il hyperplasie des éléments ganglionnaires (ce qui est assez peut-être le cas le plus fréquent), le ganglion revêt une apparence particulière. Il s'accroît dans le sens de son plus grand diamètre, c'est-à-dire en longueur plutôt qu'en épaisseur, à un tel point qu'il peut acquérir jusqu'à 3, 4, 5 et 6 centimètres. Friable, de consistance un peu molle, il présente une surface injectée, de coloration rose ou rougeâtre, ou d'un gris jaunâtre. A la coupe, on observe, en général, la même coloration; mais, au toucher,

---

(1) Virchow, *Pathologie des tumeurs,* t. II, p. 412.
(2) *Traité de la syphilis,* p. 377.

on a la sensation d'une substance médullaire ou
caséiforme, suivant le degré d'évolution ou
d'altération des éléments constitutifs (1). »

Les gommes des ganglions, comme les autres
tumeurs gommeuses, commencent par être entiè-
rement solides : c'est le premier stade (stade de
crudité). « Elles sont alors formées par un tissu
tantôt uniformément gris et demi-transparent,
tantôt d'un gris rosé avec ou sans stries grisâtres
plus opaques. » (Robin).

En veillissant, elles changent d'aspect : elles
deviennent opaques, blanchâtres et même jaunâ-
tres. Elles ressemblent à cette époque à des
tumeurs tuberculeuses ; de là le nom de *phyma-
toides* qu'on leur a quelquefois donné. C'est alors
que commence le stade de ramollissement. La
partie centrale est atteinte la première; puis
d'autres points se désorganisent dans le voisinage
de manière à former au milieu des parties restées
saines des infaretus remplis d'un putrilage jaunâtre et épais, ou d'un liquide jaune ambré ou brunâtre de la consistance d'une épaisse solution de
gélatine.

En dépit de la cause spéciale qui leur a donné
naissance, ces tumeurs ne renferment aucun élé-
ment anatomique spécial : elles sont constituées
par une matière amorphe et surtout par des

---

(1) Lanceraux, *loc. cit.*

éléments cellulaires de diverses dimensions qui ont subi une prolifération considérable. Mais ces néoplasmes (cytoblarsions de M. le professeur Robin) que Virchow a comparés au tissu des granulations des plaies, au tissu des bourgeons charnus, n'ont pas une existence stable : ils ne ne tardent pas à mourir. En effet, au moment où commence la période de ramollissement, les cellules les plus centrales se segmentent, diminuent de volume et subissent la transformation granulo-graisseuse. Ce travail envahit peu à peu toute la tumeur, et ce sont ces cellules ainsi modifiées, ressemblant à du pus qui s'échapperont plus tard de la glande ulcérée.

La rareté des autopsies n'a pas permis, que nous sachions, de faire l'examen microscopique des ganglions superficiels atteints de dégénérescence gommeuse, il n'en est pas de même pour les ganglions viscéraux. Voici d'ailleurs comment s'exprime à ce sujet M. Cornil dans ses leçons sur la syphilis (1): « Les ganglions, (il s'agit de ceux qui sont situés au-devant du trépied cœliaque, au bord supérieur du pancréas, au voisinage du pylore et autour des bronches) étaient blancs, tuméfiés et durs; sur leur surface de section on faisait suinter des gouttelettes de liquide puri-

---

(1) V. Cornil, *Leçons sur la syphilis* faites à l'hôpital de Lourcine, J.-B. Baillère et fils, 1879.

forme. Ce liquide, de même que le liquide renfermé dans les ganglions lymphatiques du poumon, examiné à l'état frais, contenait, avec des cellules lymphatiques rondes, plus ou moins granuleuses, de grandes cellules endothéliales gonflées et en quantité considérable, munies d'un noyau ovoïde ou de plusieurs noyaux.

Ces ganglions, durcis par le séjour successif dans le liquide de Muller, la gomme et l'alcool, et examinés sur des sections minces, ont montré que tous les vaisseaux lymphatiques periganglionnaires et capsulaires, les voies lymphatiques, les sinus perifolliculaires et tout le tissu caverneux des ganglions, étaient remplis et distendus à un haut degré par de grandes cellules globuleuses, d'aspect épithélioïde, provenant des cellules lymphatiques et des cellules tuméfiées de l'endothélium qui revêt les cavités et voies lymphatiques.

Au centre des ganglions notamment, qu'on avait débarrassés par le pinceau des éléments cellulaires libres de la coupe, on voyait de grandes cavités alvéolaires représentant les sections de canaux lymphatiques afférents. Le tissu reticulé de la substance caverneuse montrait aussi des mailles extrêmement agrandies et remplies de ces cellules. Les canaux lymphatiques du centre du ganglion, après l'action du pinceau qui les débarrasse des cellules libres qui les remplissent,

étaient extrêmement élargis ; les sinus lymphatiques avec leur cloison et les mailles du tissu
caverneux lymphatique paraissaient vides ou
plus ou moins remplis de cellules.

Partout où on trouvait sur une coupe un îlot de
tissu reticulé fin, il y avait autour de lui des
mailles énormes de tissu caverneux, et les sinus
et voies lymphatiques étaient distendus démesu-
rément. Ces cavités plus ou moins débarrassées
de leur contenu, montraient en place des grandes
cellules endotheliales gonflées, granuleuses, pos-
sédant, un ou plusieurs noyaux ovoïdes, en même
temps que des cellules lymphatiques normales.
Le protoplasme grenu des grandes cellules était
tantôt globuleux, tantôt allongé, un peu aplati
parfois, et souvent il envoyait des prolongements
anguleux. Souvent aussi ces cellules étaient irrégulièrement pavimenteuses, à bords mousses,
forme qu'elles devaient à leur aplatissement ré-
ciproque par compression.

DIAGNOSTIC.

En dehors de l'inflammation symptômatique des lésions de voisinage (écorchures, chancres mous, blennorrhagie, etc.), les ganglions lymphatiques peuvent être le siège de nombreuses altérations, qui rendent le diagnostic des adénopathies fort obscur. En effet, non-seulement il faut pouvoir distinguer les gommes ganglionnaires des gommes cutanées ou musculaires, mais, dans certains cas complexes, lorsque, par exemple, la syphilis évolue chez un sujet scrofuleux, comme dans notre observation VII, il est souvent fort difficile de faire la part de chaque maladie dans cette manifestation ganglionnaire.

Pour ne pas allonger inutilement cette question déjà suffisamment étendue, nous laisserons de côté toutes les formes inflammatoires de l'adénopathie, pour ne nous occuper que de celles qui évoluent lentement, comme les gommes ganglionnaires, et qui par suite, pourraient être confondues avec elles. Après avoir dit quelques mots des gommes cutanées et musculaires, de l'adénie, du bubon chancreux, nous passerons successivement en revue les adénopathies scrofuleuse, tuberculeuse et cancéreuse. Nous nous efforcerons de faire ressortir les caractères qui appartiennent en propre à chacune de ces affections, et qui permettent d'arriver au diagnostic rationnel de la lésion qui nous occupe.

Si l'on observe les gommes cutanées à leur début, il n'est pas possible de les confondre avec les gommes ganglionnaires ; mais lorsque plus âgées, elles se sont élargies, que l'inflammation a gagné le voisinage, et qu'elles se sont ulcérées, la question devient plus difficile ; on reconnaîtra cependant la véritable nature de la lésion en se rappelant qu'elle a commencé par être superficielle. De plus, elle est étendue, comme en nappe, et à son pourtour elle fait corps avec la peau voisine.

Quant aux gommes qui peuvent affecter les muscles de la région, outre qu'elles sont situées plus profondément, on les distinguera à ce qu'elles produisent des troubles fonctionnels : raideur, contracture, quelquefois douleurs produites par la compression des nerfs.

Dans ses cliniques, Trousseau (1) rapporte une observation de Leudet, de Rouen, dans laquelle une adènie au début, aurait pu être prise pour une dégénérescence gommeuse des ganglions du cou.

Il s'agit d'un malade âgé de 57 ans, qui a eu

______

(1) Trousseau, *Cliniques médicales de l'Hôtel-Dieu de Paris*, t. III, p. 621.

la syphilis dans sa jeunesse. Jusqu'à l'âge de
53 ans, il n'a pas eu de manifestations syphilitiques.

A cette époque, apparition de tumeurs dures
non suppurées, douloureuses la nuit et le jour, à
la face antérieure et externe des deux jambes et
sur le milieu de la hauteur de la face postérieure
de l'avant-bras droit. Ces tumeurs disparaissent
après deux ou trois semaines de traitement, pendant lequel on a recours à l'iodure de potassium.

Quinze mois après, coryza chronique avec perte
de l'odorat ; affection de l'angle interne de l'œil
gauche au niveau du sac lacrymal. Cette affection
se termine par suppuration, et la cicatrisation ne
se fait que trois mois après.

C'est à cette époque que le malade remarque
pour la première fois un gonflement des ganglions
lymphatiques du cou. En même temps, il constate
qu'il a maigri considérablement. Son état général
est mauvais. Entré à l'hôpital.

Arrêtons-nous un instant à ce point de l'observation. On peut rapprocher l'état de ce malade de celui
qui fait l'objet de notre observation VI. Dans les
deux cas syphilis ancienne, apparition de lésion
tertiaires longtemps après l'inoculation, et de tumeurs ganglionnaires indolentes, sans cause de
voisinage. N'était-on pas en droit de diagnosti-
ques des gommes ganglionnaires ?

Les préparations mercurielles, l'iodure de potassium furent administrés sans résultat. De plus les ganglions axillaires, inguinaux devenaient le siége d'un engorgement analogue. Enfin les ganglions viscéraux eux-mêmes se prenaient et le malade succombait dans le marasme.

On pourrait donc confondre aisément l'adénie avec la dégénérescence gommeuse. La marche de la maladie et le traitement seront les bases sur lesquelles on s'appuiera pour les différencier.

L'ouverture spontanée ou artificielle d'un bubon chancreux est parfois suivie de plaies qui pourraient être confondues avec des tumeurs gommeuses ulcérées : mais la marche rapide de l'adénite qui l'a précédé, la douleur souvent fort vive qui a accompagné celle-ci, enfin les caractères de l'ulcération qui présente l'aspect d'un chancre, permettront de reconnaître la véritable nature de l'affection. Dans les cas difficiles, l'inoculation lèvera tous les doutes.

Le diagnostic avec les lésions de la scrofule présente des difficultés plus sérieuses. En effet, comme nous le disions au commencement de ce chapitre, il n'est pas rare de voir la syphilis atteindre un strumeux, et c'est alors que l'on rencontre de ces lésions mixtes difficiles à classer que M. Ricord désigne sous le nom de scrofulates de vérole, et que d'autres auteurs ont nommées écrouelles syphilitiques (1). Cependant plusieurs caractères ap-

---

(1) Le musée de l'hôpital St-Louis possède une pièce ca-

partiennent en propre à la scrofule, grâce, auxquels on peut reconnaître les lésions ganglionnaires qui dérivent de cette diathèse.

En général, c'est pendant l'enfance et l'adolescence que l'on voit apparaître les engorgements strumeux. Cependant, chez certaines femmes lymphatiques à constitution affaiblie on peut les observer plus tard.

Les malades eux-mêmes présentent un habitus particulier et en les interrogeant on retrouve des antécédents scrofuleux.

Les adénopathies strumeuses ont pour siège ordinaire les ganglions du cou. Ces tumeurs sont au début dures et indolentes mais leur marche est beaucoup plus lente que dans la syphilis : quelquefois elles croissent pendant plusieurs années ; souvent multiples, elles peuvent atteindre un volume considérable. Lorsqu'elles s'enflamment, au lieu de la teinte bronzée de la syphilis, elles prennent une coloration livide, violacée s'étendant aux par-

---

taloguée sous le numéro 631 représentant cette union des deux maladies. Elle est accompagnée de cette mention : « Lésion mixte de la syphilis et de la scrofule. »

Adenopathie suppurée et ulcérée de la région sous-maxillaire avec décollement des bords et couleur livide simulant les lésions scrofuleuses. Amélioration extrêmement rapide sous l'influence de l'iodure de potassium. Le sujet porte à la cuisse gauche de vastes cicatrices d'ulcérations guéries également il y a deux ans avec une grande rapidité par l'iodure de potassium dans le service de M. Fournier.

ties voisines et disparaissant sous la pression.
Par la palpation on reconnaît des points ramollis
disséminés dans la tumeur ; si ces points viennent
à s'ulcérer, la tumeur présente plusieurs orifices
étroits, fistuleux, à bords déchiquetés, donnant
issue à un pus blanchâtre et mal lié. Ces lésions
n'ont pas de tendance à envahir les parties voisines ni à la cicatrisation. Quand celle-ci se produit
longtemps après, elle laisse des traces indélébiles,
des brides blanchâtres. Enfin le traitement mercuriel et l'iodure de potassium restent sans effet
sur leur marche.

Le malade qui fait l'objet de notre huitième
observation a contracté la syphilis il y a un an
seulement; de plus il présente des signes de tuberculose. Comme nous l'avons dit précédemment, la
dégénérescence gommeuse ne se produit guère
que plusieurs années après la contamination.
Nous sommes donc amenés à nous demander à
quels caractères nous pourrons reconnaître la
véritable cause des lésions ganglionnaires que
présente ce malade. Nous nous trouvons en présence de gommes ou d'adénopathie tuberculeuse.
Et d'abord quels sont les caractères de cette dernière affection ? L'adénopathie tuberculeuse peut
se produire à tous les âges, mais en général elle
frappe les enfants et les adolescents ; elle est toujours accompagnée d'autres manifestations de la
maladie générale. Les ganglions le plus ordinai-

rement atteints sont les ganglions viscéraux, péribronchiques et du médiastin; quand les ganglions superficiels sont affectés, ce sont ceux qui siégent aux angles des maxillaires. Au début ils sont durs, mobiles et indolents; leur accroissement se fait assez lentement, mais ils peuvent atteindre un volume assez considérable (gros comme une orange). Ils seramollissent lentement, mettant quelquefois plusieurs années sans que la peau qui les recouvre change de coloration. Ils ont peu de tendance à la suppuration; quand ils arrivent à s'ulcérer ils donnent issue à un pus de couleur variable plus ou moins jaunâtre, quelquefois couleur chocolat; les bords de l'ulcération sont décollés et amincis, leur coloration est violacée et pâle, aucune tendance à la cicatrisation. En même temps signes concomitants de la tuberculose. État général mauvais. Inutile d'ajouter que le traitement spécifique n'améliore pas ces lésions.

Notre malade, sous l'influence de l'iodure de potassium, combiné il est vrai avec le sirop de fer et l'huile de foie de morue, présente un mieux sensible. N'est-on pas en droit de croire à une gomme ganglionnaire précoce.

Enfin il est une affection d'avec laquelle il est souvent difficile de distinguer les gommes, nous voulons parler du cancer primitif des ganglions. Souvent, en effet, un seul ganglion est atteint.

M. le professeur Verneuil (art. Aine du *Dictionnaire encyclopédique*) cite un ulcère cancéreux
inguinal observé par lui à la Salpétrière; il
n'existait nulle part ailleurs d'autre tumeur cancéreuse. Sur douze cas de cancer des ganglions
lymphatiques observés par Lebert, quatre sié-
geaient à la région inguinale. Enfin M. le professeur Gosselin en a publié un cas analogue dans
la *Gazette des hôpitaux*, 1864, p. 117, sous le nom
d'adénie cancéreuse primitive. La marche de la
maladie, l'examen microscopique et l'essai du
traitement spécifique sont dans ce cas les seuls
moyens de distinguer la nature de la lésion ganglionnaire.

L'adénopathie cancéreuse secondaire, beaucoup plus fréquente, est aussi beaucoup plus facile à reconnaître. On ne la trouve guère que
chez l'adulte et presque jamais avant l'âge de
quarante-cinq ans. Plusieurs ganglions dont le
siège est variable se prennent à la fois. Un examen attentif fait le plus souvent trouver dans
leur voisinage une tumeur cancéreuse dont ils
sont symptomatiques. Ils sont douloureux dès le
début et arrivent rapidement à un volume plus
considérable que dans la syphilis. La tumeur est
dure et bosselée et elle ne tarde pas à contracter
des adhérences avec les tissus voisins, adhérences
qui l'empêchent de rouler sous la main. Quand
les ganglions malades sont superficiels, ils arri-

vent rapidement à la suppuration, et on voit alors une ulcération fongueuse saignante à bourgeons végétants; le fond est élevé, dur et saillant : il sécrète un pus sanieux d'une odeur infecte.

Les bords sont durs et adhèrent fortement aux parties voisines. D'autres ganglions ne tardent pas à s'enflammer, en même temps que le malade présente tous les symptômes de la cachexie cancéreuse.

PRONOSTIC.

Sans être complètement défavorable le pronostic présente cependant une certaine gravité. En dehors des lésions locales qui peuvent amener des accidents sérieux (dans l'observation de M. Verneuil la fémorale faillit être ouverte) l'apparition des gommes annonce que la maladie générale est toujours menaçante. Ces lésions, comme nous l'avons constaté dans plusieurs cas, surviennent parfois fort longtemps après l'accident primitif chez des malades qui ont suspendu tout traitement, et sont souvent l'indice de ces syphilis graves que M. le professeur Fournier a appelées *dénutritives*. Tous les malades présentent un état général mauvais, ils accusent un amaigrissement parfois considérable accompagnant l'apparition de ces tumeurs. Enfin il faut craindre que des productions analogues n'existent dans les viscères ou le cerveau.

Quoi qu'il en soit, en dehors de toute complication si la nature des accidents est reconnue à temps, on les voit disparaître en quelques semaines sous l'influence d'un traitement approprié.

TRAITEMENT.

Tant que la tumeur ne sera pas ulcérée et que l'on sera en droit d'espérer la résolution, toute intervention chirurgicale doit être écartée, on pourra recourir aux vésicatoires volants, au badigeonnage de teinture d'iode ou aux frictions mercurielles, mais c'est surtout au traitement général que l'on doit avoir recours. En premier lieu on donnera l'iodure de potassium : la dose de ce médicament peut varier suivant les cas; nous avons le malade de l'observation VI qui ne pouvait supporter un gramme de ce médicament sans présenter des accidents d'iodisme. On pourra prescrire également des préparations mercurielles. M. le professeur Verneuil donnait une pilule de protoiodure de mercure le matin, un gramme d'iodure de potassium le soir.

A ce traitement on joindra un régime reconstituant et tonique pour rendre au malade les forces qu'il a perdues. On conseillera une alimentation forte, l'usage des viandes grillées et des vins généreux. Quand on se trouvera en présence d'un malade qui présentera en même temps des lésions tuberculeuses ou scrofuleuses, on ajoutera l'huile de foie de morue, le sirop d'iodure de fer, l'extrait de quinquina. Enfin quand ce sera possible, on pourra engager le client à changer de climat.

Mais si, malgré le traitement, la gomme subit la transformation granulo-graisseuse, quand la tumeur est fluctuante, et que la peau amincie est sur le point de s'ulcérer, il y a indication d'ouvrir avec le bistouri pour donner issue au pus; mais on n'interviendra que lorsqu'on ne pourra plus espérer la résorption, car nous avons vu des gommes manifestement fluctuantes, sous l'influence du traitement général redevenir dures et disparaître.

Si la tumeur est ulcérée, on fera le pansement avec le sparadrap de Vigo ou avec l'iodoforme. Quand le bourbillon n'est pas complètement éliminé, M. Verneuil panse avec de l'eau alcoolisée. Si les bourgeons sont pâles, si la plaie ne marche pas franchement à la cicatrisation, il est bon de l'exciter soit avec le nitrate d'argent, soit avec des tampons imbibés d'une solution de sublimé.

Il peut arriver encore que les bords de l'ulcéraration se rejoignant laissent au-dessous d'eux des trajets fistuleux continuant à suppurer. Si l'on ne peut toucher avec le crayon tous les points de ces canaux, il faudra débrider et exciter toute la plaie par des cautérisations nouvelles.

Enfin si l'on soupçonne des lésions cérébrales on portera rapidement la dose d'iodure de potassium jusqu'à 5 et 6 grammes en même temps qu'on aura recours aux frictions mercurielles.

CONCLUSIONS.

I. — La dégénérescence gommeuse des ganglions est une lésion tertiaire de la syphilis généralement rare.

II. — Elle apparaît ordinairement plusieurs années après l'accident initial.

III. — Elle peut se présenter en même temps que d'autres accidents tertiaires ou bien comme phénomène isolé de la diathèse syphilitique.

IV. — Le nombre des ganglions affectés est en général peu considérable : un ou deux, trois au plus.

V. — Les ganglions le plus fréquemment atteints sont ceux des régions inguinales, sous-maxillaire et cervicale.

VI. — Le diagnostic présente souvent des difficultés sérieuses. On doit distinguer ces lésions des gommes cutanées ou musculaires, de l'adénie, du bubon chancreux, enfin des adénopathies scrofuleuse, tuberculeuse et cancéreuse.

VII. — Le pronostic lorsque la lésion est isolée et que l'ulcération ne menace pas de léser des organes importants est peu grave.

VIII. — Le traitement est général et local. Traitement général. Iodure de potassium et préparations hydrargyriques. En même temps régime reconstituant, huile de foie de morue, préparations de fer et de quinquina.

Comme traitement local, avant que la gomme ne soit ulcérée : vésicatoires volants, badigeonnage avec la teinture d'iode ou frictions mercurielles.

Si la suppuration s'est établie et s'il existe une plaie : pansement avec l'iodoforme ou le sparadrap de Vigo.

<hr>

Paris Imp. — F. Pichon — A. Cotillon & Cie, 37 , rue des Feuillantines, & 24, rue Soufflot.

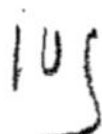

ARCHES